VICHY

SA PATHOLOGIE

MÉCANISME
DES ACTIONS CURATIVES

PAR LE

Dr H. DE LALAUBIE

MÉDECIN CONSULTANT A VICHY

CHEVALIER DE LA LÉGION D'HONNEUR

VICHY, IMPRIMERIE WALLON

1890

VICHY

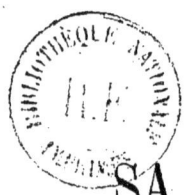

SA PATHOLOGIE

MÉCANISME DES ACTIONS CURATIVES

EAUX DE VICHY

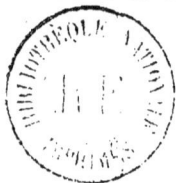

Les Eaux de Vichy sont le type des eaux bicarbonatées sodiques. Elles sont thermales ou athermales, suivant les sources. Elles contiennent une notable quantité d'acide carbonique non seulement à l'état de combinaison, mais encore à l'état libre.

Quelques sources exhalent une légère odeur d'hydrogène sulfuré. Quelques-unes aussi contiennent une proportion appréciable de fer.

COMPOSITION

La caractéristique de l'Eau de Vichy est une spécialité alcaline. Cette spécialité alcaline est constituée par les mêmes bases qui entrent dans la composition normale du sang. Ces bases sont contenues dans l'Eau de Vichy dans des proportions qui correspondent à l'importance relative qu'elles occupent dans le sang. Ce sont : la soude, la potasse, la magnésie et la chaux. La soude occupe dans la composition de l'eau minérale une prédominance quantitative très marquée, absolument comme dans le sang, où, par sa prédominance, elle détermine la réaction alcaline de ce fluide.

. Ces principes sont à l'état de bicarbonate, par suite de leur combinaison avec l'acide carbonique, dont la proportion, dans l'eau minérale, est telle qu'après avoir satisfait à toutes les affinités chimiques, il en existe une notable quantité à l'état libre.

En outre de ces éléments, il existe dans l'eau minérale une quantité considérable de principes qui concourent à former sa minéralisation.

Ce sont : l'iode, le brome, la lithine, le bore, le phosphore, l'acide chlorhydrique, l'acide azotique, l'acide sulfurique, la silice, le fluor, le cuivre, le plomb, le cobalt, le zinc, le cœsium, le rubidium, le strontium, l'arsenic et le fer, etc.

Parmi ces principes, il en est qui jouissent de propriétés éminemment actives, aux doses qui correspondent à la ration quotidienne de l'eau minérale. Le plus important est l'arsenic qui, à l'état d'arseniate de soude, est contenu dans la proportion de deux milligrammes par litre dans l'eau de la plupart des sources, et atteint la proportion de trois milligrammes aux sources *Lardy* et *Mesdames*. Citons, sur un plan plus effacé, le fer qui, à l'état de bicarbonate de protoxyde de fer, atteint la proportion de vingt-six milligrammes par litre à la source *Mesdames*, et de vingt-huit milligrammes à la source *Lardy*.

La plupart des autres principes échappent à l'analyse du rôle effectif qui revient à chacun dans les effets que produit le médicament composé. En effet, les uns nous sont absolument inconnus comme agents thérapeutiques ; les autres possèdent des propriétés connues; mais ils concourent à la minéralisation dans des proportions tellement infinitésimales, qu'il est impossible de constater les effets de leur activité propre. Il en est peut-être, parmi ceux que nous négligeons aujourd'hui, auxquels est réservé un brillant avenir. Le fluor, sur lequel l'expérimentation semble, de nos jours, fonder des espérances, et qui atteint la proportion considérable de huit milligrammes par litre dans la *Grande Grille*, pourrait être dans ce cas.

Enfin, il y a lieu de réserver les droits de la science qui, demain peut-être, fera sortir des flancs de son creuset toujours incandescent, quelque nouvel agent, dont la présence normale, constatée dans la minéralisation de l'eau de Vichy, éclairera quelques points encore obscurs de l'interprétation de son action thérapeutique.

INDIVIDUALITÉ THÉRAPEUTIQUE

DE L'EAU DE VICHY EN GÉNÉRAL

ET DE QUELQUES SOURCES EN PARTICULIER

Quoique ce qui caractérise l'eau de Vichy, ce soit une spécialité alcaline à prédominance sodique, qui fait que *sa minéralisation représente la minéralisation même de l'organisme*, on ne peut, dans l'interprétation de ses effets, la réduire à la formule banale d'une solution alcaline. En réalité, son activité thérapeutique est la résultante de celles de tous les éléments connus ou ignorés qui la composent. La chimie, qui procède par réductions, et qui synthétise au moyen d'hypothèses, ne nous livre que les tronçons groupés capricieusement d'un cadavre dépecé. Le secret de la vie, le secret de l'individualité échappent à son creuset, d'où ne peut sortir la formule différentielle qui distingue l'eau émergeant de la source de son cadavre transporté.

L'eau de Vichy *n'est qu'elle-même ; mais elle est tout ce par quoi elle est elle-même.* Il faut lui reconnaître un caractère d'individualité propre et irréductible, qu'elle doit à la complexité même de sa composition, laquelle embrasse un nombre considérable de principes actifs qui, dans l'eau émergeant de la source, jouissent d'un dynamisme particulier, qu'ils empruntent aux conditions d'état naissant, de thermalité et d'état électrique de la source.

Ce caractère d'individualité thérapeutique, que nous revendiquons pour l'eau de Vichy en général, semble même applicable à la plupart des sources. Il est indéniable qu'en dépit d'une composition dont la caractérisation est commune à toutes les sources, il existe des particularités dans le mode et l'électivité d'action de plusieurs. C'est un fait dont la thermalité et la formule différentielle, que l'avenir tient en réserve, possèdent le secret ; il nous suffit de constater ce fait, qui sert de base à la pratique médicale. Ces particularités ne créent pas, comme on le croit généralement, une sorte de spécifité par rapport à telle spécialité de maladies ; mais elles répondent plus directement à certaines indications tirées de l'état pathologique actuel.

Ainsi la source de l'*Hôpital*, qui passe pour une source faible, quoiqu'elle soit une des plus riches comme minéralisation, ne convient pas à tous les estomacs, principalement le matin à jeun. Par contre, dans certaines affections du foie et des organes urinaires, où il existe un degré marqué de susceptibilité pathologique, on retire de l'usage de cette source les meilleurs résultats. Cette eau permet d'obtenir le bénéfice de certaines actions que l'on demande à la cure de Vichy, sans provoquer des excitations que l'on n'éviterait pas si l'on s'adressait à d'autres sources.

L'eau de la *Grande Grille* possède une action élective sur le foie, qui l'indique ou la contre-indique dans les affections hépatiques, suivant l'état de susceptibilité de l'organe. Les activités fonctionnelles qu'elle provoque entraînent souvent, par augmentation de certains extractifs et insuffisance de la partie aqueuse, une concentration de l'urine qui, dans la goutte et la gravelle, peut être le point de départ de phénomènes critiques.

La source *Chomel* possède des propriétés qui non seulement la désignent dans certains états de bronchite et d'emphysème, surtout chez les arthritiques, mais encore permettent de poursuivre la cure, alors que d'autres sources sont contre-indiquées.

L'eau de la source *Lucas* jouit de propriétés spéciales qui la recommandent *intus* et *extra*, dans le traitement de certaines affections de la peau.

L'eau de la source *Lardy*, qui contient une notable quantité d'arsenic et de fer, permet de satisfaire aux indications d'une médication particulièrement reconstituante. L'association de l'eau de cette source à celle d'une autre correspondant mieux à l'indication principale, donne souvent les meilleurs résultats.

L'eau de la source des *Célestins* est celle, de toutes les sources de Vichy, qui possède le plus l'action diurétique. Cette propriété représente des avantages et des inconvénients. Corrélativement, en effet, elle exerce sur l'appareil urinaire une action excitante qui peut dépasser le but. Enfin elle tend, en outre, à produire des phénomènes congestifs assez accusés vers le cerveau : cette particularité rend son usage parfois dangereux.

ACTION PHYSIOLOGIQUE

L'usage externe de l'eau de Vichy exerce sur la peau une sorte de décapage, qui la débarrasse des graisses et enduits sébacés accumulés à sa surface, et rétablit dans leurs conditions normales les sécrétions sudorales et sébacées. L'eau minérale hâte la chute des épithéliums en voie de déhiscence et en active la rénovation. Ces modifications s'accompagnent d'une excitation de la peau, sur laquelle s'exerce un contact direct des éléments de la minéralisation de l'eau. A cette excitation du tégument externe correspond une plus grande activité de sa circulation capillaire.

Parfois cette action donne lieu à quelques manifestations locales de peu d'importance ; quelquefois, chez les enfants en particulier, il survient des phénomènes nerveux d'ordre réflexe. C'est dans le but de prévenir ces inconvénients qu'on additionne généralement l'eau minérale d'une quantité égale d'eau douce, parfois d'une proportion plus considérable. Un degré élevé de thermalité ou de pression, quand il s'agit de douches, apporte un nouvel élément d'excitation qui se surajoute aux effets propres à l'eau minérale.

Les premiers effets de l'eau de Vichy, prise en boisson, sont de réveiller l'appétit et de rendre les digestions plus actives et plus parfaites. Il en résulte que la proportion des matériaux utilisables, extraits de la matière alimentaire, est plus élevée, et que cette élévation de proportion porte sur une plus grande quantité. Mais l'activité imprimée à l'appareil digestif ne se borne pas à créer, pour la matière transformée qui se présente à l'absorption intestinale, cette double source de richesse ; elle intervient encore favorablement dans le processus intime qui préside au passage des produits de la digestion dans les vaisseaux qui les puisent à la surface des villosités intestinales.

L'influence favorable, que l'eau de Vichy exerce sur les processus de la digestion, a pour facteur principal l'activité qu'elle imprime aux diverses sécrétions qui concourent à l'élaboration de la matière alimentaire. Dans l'étude des conditions qui donnent naissance à l'activité de ces diverses sécrétions, en tenant compte d'actions chimiques, les unes provoquées directement, les autres consécutives à l'absorption des principes de minéralisation, il y a lieu de faire intervenir l'incitation de certains éléments anatomiques par l'eau minérale.

Dans la plupart des glandes situées dans l'épais-

scur des parois du tube digestif, l'épithélium représente un élément actif et essentiel de l'organe
sécrétoire. Or, l'eau de Vichy possède une action
spéciale et élective sur ces épithéliums dont elle
rétablit l'intégrité par réparation ou par rénovation.

De même, dans les phénomènes qui ont pour
théâtre l'intestin, l'action de l'eau de Vichy ne se
réduit pas à créer des actions physico-chimiques ;
mais elle intervient encore directement dans le processus de l'absorption, en provoquant l'activité
fonctionnelle des éléments épithéliaux, auxquels
est dévolu, d'après Claude Bernard, un rôle d'élaboration dernière et spéciale sur les produits de la
digestion avant leur passage dans les vaisseaux.
C'est dans ces phénomènes épithélio-vasculaires
que la matière s'animalise.

La corrélation fonctionnelle, qui existe entre
l'appareil digestif et le foie, fait que celui-ci ressent
sympathiquement les bons effets des modifications
apportées dans les fonctions digestives. A cette
première impression viennent s'ajouter les effets du
passage, dans la circulation hépatique et conséquemment dans la sécrétion, des principes de la
minéralisation. Les conditions anatomo physiologiques du foie assurent les effets, sur son parenchyme, d'un afflux de principes minéralisateurs
puisés dans le canal intestinal. Ces principes qui
parviennent au foie, sous la forme d'une solution
concentrée, imprègnent son parenchyme, président

aux phénomènes de sa vie cellulaire, excitent l'activité de la cellule hépatique dont les actes réalisent des fonctions complexes, et passent dans la sécrétion biliaire.

La bile devient plus alcaline et l'accentuation de cette réaction contribue sans doute, avec la rareté des déchets alimentaires, à priver la fibre musculaire de l'intestin d'une incitation nécessaire pour en provoquer la contractilité. Aussi observe-t-on assez souvent, pendant l'usage de l'eau de Vichy, une tendance à la constipation. Il n'est pas rare cependant de voir, au contraire, les fonctions intestinales se régulariser ; et ce résultat semble imputable aux modifications apportées dans la composition de la bile et dans les conditions de son écoulement. Ces actions, qui paraissent contradictoires, démontrent que le problème comporte d'autres facteurs, et laissent supposer que les conditions de quantité de bile, de fluidité et de degré d'alcalinité ne sont pas indifférentes. Très fréquemment, du reste, on voit quelques légères débâcles intestinales entrecouper la constipation et correspondre aux fluctuations du régime biliaire.

L'eau de Vichy, suivant les sources, exerce une action diurétique plus ou moins marquée, très nette si l'on use des sources froides. Elle diminue l'acidité de l'urine, et rend quelques-unes des mictions neutres et même alcalines. Elle transforme l'acide urique et le biurate acide de soude en urate neutre, qui est beaucoup plus soluble. C'est par cette grande voie d'excrétion, qu'après avoir provoqué des actions biologiques complexes dans l'organisme, elle le débarrasse des déchets acides qui l'imprègnent, ou cristallisent dans certains tissus. C'est par le même mécanisme qu'elle prévient la formation de la gravelle dans le rein, en éliminant dans des conditions de grande solubilité, un produit organique qui, dans des conditions de concentration, pourrait y cristalliser.

L'eau de Vichy active la circulation capillaire et lui imprime de la tonicité. Cette action est manifeste à la périphérie ; mais elle s'exerce dans les organes, notamment dans les viscères placés au-dessous du diaphragme. Parmi ceux-ci, il en est quelques-uns que leurs conditions anatomo-physiologiques vouent à une action élective. C'est par cette activité imprimée à la circulation capillaire, et en faisant intervenir comme un facteur essentiel les propriétés biologiques des fluides qui circulent dans le réseau vasculaire, que l'on peut expliquer la résolution des engorgements dont ces organes sont parfois le siège.

L'eau minérale exerce une action excitante sur l'utérus. Sous son influence les règles avancent assez fréquemment de deux à trois jours. Lorsqu'il existe certaines prédispositions, elle tend même à exagérer ou à prolonger le flux menstruel.

Dans la peau, à l'activité de la circulation capillaire, correspond une activité des glandes sudoripares et sébacées.

Du côté des centres nerveux, la stimulation imprimée à la circulation capillaire, jointe peut-être à l'action propre que possède l'acide carbonique, rend l'eau de Vichy susceptible de provoquer des phénomènes congestifs. La tendance à provoquer ces phénomènes trouve, dans certains états ou prédispositions organiques, des conditions qui en favorisent les effets et sont même, en l'absence de doses immodérées, indispensables pour les réaliser.

La cure, lorsqu'elle est trop prolongée, provoque souvent une sensation de dépression musculaire, qui peut même persister quelque temps après la cessation du traitement. Les bains, surtout pris avec abus, contribuent largement à ce résultat ; mais la coïncidence de certaines conditions climatériques joue un rôle important dans la production de cet état, qui du reste se dissipe de lui-même et souvent par l'effet du déplacement.

Quant à une certaine transparence du teint, que l'on observe pendant ou après la cure, elle est exclusivement due à une desquamation insensible de l'épiderme, qui fait place nette à de jeunes cellules.

ACTION

SUR LE SANG ET SUR LA NUTRITION

La synthèse des activités organiques, provoquées par l'eau de Vichy, réalise une action reconstituante, qui se manifeste dans le sang et dans la nutrition générale.

L'action que l'eau de Vichy exerce sur le sang et sur la nutrition fait intervenir deux facteurs : 1º des activités fonctionnelles provoquées ; 2º l'apport, au sang, des principes d'une minéralisation qui leur est commune à tous deux. Ces deux facteurs trouvent, dans l'enchaînement des actes organiques, des conditions qui les rendent fécondes, et qui font intervenir l'eau de Vichy dans les phénomènes biologiques de l'ordre le plus élevé.

Les apports permettent au sang de reconstituer sa minéralisation, et de recouvrer sa richesse alcaline altérée par l'encombrement des déchets de la nutrition, véritables excréments de la cellule qui souillent les fluides nourriciers où la cellule puise. La plupart des affections justiciables de la cure de Vichy sont sous la dépendance d'une nutrition vicieuse, donnant lieu à des produits qui diminuent la richesse du sang en alcalins, et dont la présence crée une intoxication du milieu où baigne l'élément anatomique. La restitution au sang de certaines bases permettra l'oxydation, la neutralisation, et consécutivement l'épuration du blastème. Elle permettra en outre certaines métamorphoses qui sont indispensables pour l'assimilation de certaines substances. Les phosphates, dont l'importance est si considérable dans les phénomènes de la nutrition interstitielle, ne peuvent être assimilés que dans un milieu alcalin assez riche pour leur assurer un état tribasique. Or, l'assimilation des phosphates a pour conséquence de fixer la chaux nécessaire à la cellule, dont elle représente en quelque sorte l'ossature. La non fixation de la chaux permettrait, en outre, certaines combinaisons préjudiciables encore à la nutrition, etc.

D'un autre côté, le sang a converti en valeur propre, qu'il dispensera en monnaie aux molécules organiques, les produits d'une alimentation substantielle, qui ont subi une élaboration active et rectifiée. L'activité imprimée à certaines fonctions a rendu la matière apte à former du sang ; l'harmonie et l'activité imprimées aux actes organiques ont rendu le sang apte à incorporer la matière. Le sang est devenu plus riche ; la proportion de ses éléments actifs, ses globules, a augmenté, parfois d'une façon notable, lorsqu'elle était très abaissée précédemment sous l'influence des vices d'une nutrition tenue en échec.

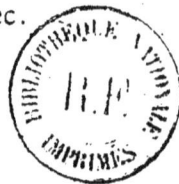

Les phénomènes de la vie cellulaire vont se passer dans un milieu plus pur, plus riche en accumulateurs d'oxygène, plus propre aux mutations organiques. L'élément nerveux, lui-même, baignant dans un blastème épuré et réparateur, orientera plus normalement les actes de la vie cellulaire.

Quoique l'eau de Vichy augmente les oxydations en général, en ce qui concerne l'oxydation de la matière azotée, elle tend surtout à exercer une action régularisatrice. Aussi, soit que la proportion de l'urée soit supérieure ou inférieure à la normale, elle tend à ramener la formation de ce produit de désassimilation au niveau physiologique.

Cette action reconstituante, qui se manifeste du reste par un ensemble significatif dans l'état général, est sûrement obtenue quand l'eau de Vichy est administrée d'une façon thérapeutique, contre des affections qui sont justiciables de ce traitement, et dans des conditions qui permettent la réalisation de certaines actions fonctionnelles.

Cependant, en se basant sur la fluidité qu'acquiert, dans un verre, du sang dans lequel on fait dissoudre des sels alcalins, on a supposé que tous les alcalins, et l'eau de Vichy à titre d'alcalin, se comportent, vis-à-vis du sang, dans les vaisseaux de l'économie, absolument comme dans un verre. Cette induction a permis d'évoquer le fantôme de la cachexie alcaline. L'expérimentation s'est chargée de répondre d'une façon catégorique. Elle a démontré que l'usage de l'eau de Vichy, à hautes doses et longtemps poursuivi, déterminait, chez les animaux en état de santé, une augmentation constante et importante de la richesse du sang en globules. Transportée sur le terrain clinique, l'expérimentation a établi par une constatation numérique des éléments du sang que, chez les malades atteints d'une affection justiciable de l'eau de Vichy, et dont celle-ci triomphe, la cure détermine une augmentation appréciable de la proportion des globules du sang ; et que cette augmentation est d'autant plus marquée que le malade était plus anémié et plus languissant au début.

Tels sont les résultats formels que l'expérimentation sur l'homme et sur les animaux peut opposer aux théories basées sur des manipulations chimiques et sur des réactions obtenues *in vitro*. La clinique, du reste, dont les moyens d'appréciation, pour être moins précis, ne sont pas moins sûrs, avait devancé dans son jugement l'expérimentation, et avait conclu dans le même sens. En effet, le véritable restaurateur de la cachexie alcaline dans les temps modernes, Trousseau, qui, primitivement, sur la foi des anciens, avait théoriquement admis, avec l'existence de la cachexie alcaline, les dangers d'imminence créés par tous les alcalins en général, Trousseau, dans la maturité de son génie médical, a formellement désavoué sa première interprétation, du moins en ce qui con-

cerne l'eau de Vichy. Dans sa clinique de l'Hôtel-
Dieu, qui représente l'œuvre à laquelle il a confié les
intérêts de son nom et de sa mémoire, il s'écrie :
« Or, je vous le demande, est-il quelque chose de
plus anormal à première vue, de plus contraire aux
théories chimiques, que de donner à des indivi-
dus dont le sang est dans un tel état de dissolution, que souvent il en résulte des hydropisies et
des hémorrhagies passives, que de donner, dis-
je, à des malades dont le sang est si évidemment
appauvri, des alcalins qui sont regardés comme
des dissolvants par excellence. Que ce soit le bicarbonate de soude seul qui prédomine, comme
dans les eaux de Vichy, que ce soit le bicarbonate
de chaux qui prédomine à son tour, comme
dans les eaux de Pougues, ce sont toujours des
alcalins que nous voulons administrer ; *et les bons*
effets de ces eaux sont, je le répète, en contradiction
flagrante avec tout ce que les chimistes ont prétendu
établir, relativement à l'action de ces substances alca-
lines sur la composition du sang. » (1)

Un autre maître éminent, Gubler, disciple et
émule de Trousseau, avait dit tout d'abord, dans
son cours de thérapeutique, à la Faculté de médecine : « La cachexie alcaline n'est pas une chimè-
re, mais elle devient une *rareté*, depuis que les
alcalins sont administrés avec une juste modéra-
tion. » (2) Depuis lors, depuis les travaux d'expé-

(1) TROUSSEAU. Clinique de l'Hôtel-Dieu.
(2) GUBLER. Cours de Thérapeutique à la Faculté de
médecine de Paris, 1882.

rimentation sur les animaux (*Action de l'eau de Vichy sur* la *composition du sang*, par Z. Pupier), depuis ceux d'expérimentation clinique (*Individualité thérapeutique de l'eau de Vichy, son action sur le processus hémo-trophique,* par H. de Lalaubie), il n'a cessé, dans ses études sur l'action que les alcalins employés à doses massives exercent sur le sang, d'imposer une distinction absolue entre les eaux alcalines naturelles, celles de Vichy, en particulier, et les alcalins en général. Les dernières lignes signées de sa main magistrale (art. Sang, du *Dictionnaire encyclopédique* de Dechambre, fait en collaboration avec Renault) sont une protestation catégorique et pleine d'autorité contre la vraisemblance d'un état cachectique déterminé par les eaux de Vals et de Vichy. « *Ces eaux ne représentent pas des solutions suffisamment concentrées pour en rendre l'abus facilement dangereux.* (1)

Nous ferons d'ailleurs remarquer que les états morbides, relevant de la cure de Vichy, appartiennent tous, du moins pathogéniquement, à la diathèse par augmentation d'acidité organique, et que, dans ces conditions, la sursaturation organique, c'est-à-dire l'ébauche d'une cachexie alcaline est difficilement réalisable, avec l'eau de Vichy employée à doses thérapeutiques. Nous savons, en effet, que le bicarbonate de soude, principe prédominant de ces eaux, et le seul suspect, au point

(1) GUBLER ET RENAULT, *Dictionnaire encyclopédique,* art. sang, p. 580.

de vue qui nous occupe, est employé dans la pratique médicale générale, à doses bien supérieures à celles qui correspondent à l'usage, même abusif du traitement hydro-minéral. Les professeurs Charcot et Bouchard emploient journellement le bicarbonate de soude à la dose de 30 gr par 24 heures, dans le traitement du rhumatisme, c'est-à-dire dans un état diathésique où l'anémie revêt un aspect patent et caractéristique. Les docteurs Debove et Dujardin-Beaumetz emploient les mêmes doses du sel alcalin dans le traitement de l'ulcère de l'estomac, affection qui entraîne un état d'anémie marquée. Ces cliniciens distingués affirment que ce traitement n'a jamais déterminé d'état cachectique. Or, 30 grammes de bicarbonate de soude, employés journalièrement, correspondent à une ration quotidienne supérieure à cinq litres ou vingt verres d'eau de Vichy, quantité qui représente le triple des doses les plus massives que puisse atteindre jamais, du moins dans la pratique générale actuelle, le traitement hydriatique.

ACTION THÉRAPEUTIQUE

L'eau de Vichy, employée d'une façon thérapeutique, agit d'une façon complexe ; elle exerce une action sur certains organes, provoque l'activité fonctionnelle de certains appareils, et, comme synthèse, fait retentir ses effets sur le sang qu'elle vivifie et sur la nutrition générale qu'elle régularise.

———

AFFECTIONS DES ORGANES DIGESTIFS

Le pouvoir, que possède l'eau de Vichy de régulariser et d'activer les sécrétions qui déversent leurs produits dans le tube digestif et concourent aux opérations chimiques de la digestion, ainsi que la propriété spéciale qu'elle possède de rendre aux épithéliums leur intégrité anatomique et fonctionnelle, lui assurent une action thérapeutique efficace dans un grand nombre d'affections du tube digestif.

1° AFFECTIONS DE L'ESTOMAC

DYSPEPSIE GASTRIQUE

Les troubles fonctionnels de l'estomac que l'on désigne sous ce nom, sont assez rapidement mo-

difiés par la cure, quand ils ne sont pas sous la
dépendance d'états spéciaux sur lesquels le traitement thermal n'a pas de prise. Les dyspepsies sim-
ples voient, avec le retour de l'activité des sécrétions
physiologiques, disparaître une des conditions es-
sentielles qui leur donnent naissance. De plus, la
stimulation, qui porte sur certains éléments anatomiques, retentit d'une façon directe ou indirecte
jusque sur l'appareil contractile, qui trouve encore,
dans l'abréviation du séjour imposé aux aliments,
le moyen de retremper son dynamisme. Dans les
dyspepsies, soit acides, soit flatulentes, l'eau de
Vichy, convenablement administrée, procure les
mêmes avantages et permet, en outre, de neutra-
liser les acides anormaux qui se forment pendant
la digestion et l'entravent, ou l'excès de l'acidité
physiologique qui, par un mécanisme différent, produit les mêmes résultats. Le pyrosis, ou brûlure à
l'estomac, que l'on observe dans la dyspepsie
acide, disparaît généralement au bout de quelques
jours de traitement, quand il n'existe pas de com-
plications. On en observe cependant quelquefois le
retour, à une période assez avancée de la cure, ou
même l'apparition chez ceux qui n'en souffrent pas
habituellement. Il s'agit, dans ce cas, d'une digestion, accidentellement, plus ou moins défectueuse,
dont les produits ont impressionné les épithéliums
qui, par suite de la rénovation qui s'opère, étaient
trop jeunes et trop délicats. Enfin, dans le traitement des dyspepsies, il ne faut pas perdre de vue
que la cessation de désordres marqués dans les or-

ganes digestifs, entraîne la disparition d'actions nerveuses réflexes qui, ayant pour point de départ des impressions sensitives, aboutissent à des troubles de motricité.

GASTRALGIE

La gastralgie actuelle et ayant des caractères de permanence est le plus souvent exaspérée par la cure. On peut faire cependant une exception en faveur de celle qui se rattache à la lithiase biliaire, ainsi qu'en faveur de celle qu'on observe dans la dilatation de l'estomac, même lorsque, dans l'un et l'autre cas, elle se présente avec ces caractères. Ce n'est pas du reste l'allure qu'affecte, en général, la gastralgie symptomatique de la lithiase biliaire, de beaucoup la plus fréquente, qui est aussi celle que l'on amende le mieux, et dont on triomphe même radicalement en faisant disparaître les conditions qui lui donnent naissance.

La gastralgie, que l'on observe dans la dilatation de l'estomac, bénéficie assez promptement des heureuses modifications que l'on peut apporter dans le fonctionnement gastrique.

La gastralgie, qui est sous la dépendance de la chloro-anémie, et celle que font naître certaines affections de l'utérus, retireront, parfois au prix d'exacerbations plus ou moins pénibles, des bienfaits appréciables d'une médication qui, après avoir restauré les fonctions digestives, exerce encore et surtout une action reconstituante générale.

La gastralgie, qui a pour point de départ certains états pathologiques de l'intestin, est relativement rare. Elle se comporte différemment suivant sa pathogénie. Elle est apaisée assez souvent pendant la cure ; mais il est des cas exceptionnels ou la médication ne peut satisfaire à toutes les indications principales.

La gastralgie, qui est d'origine médullaire, et celle qui est symptomatique d'un processus vers le poumon, n'ont rien de bien avantageux à attendre de l'intervention thérapeutique que nous étudions.

Dans la gastralgie si pénible que l'on observe dans l'ulcère de l'estomac, l'eau de Vichy qui, administrée d'une façon spéciale, répondrait à certaines indications, doit être réservée pour une période où elle sera particulièrement utile à l'affection principale.

DILATATION DE L'ESTOMAC

CATARRHE — GASTRITE CHRONIQUE — GASTRITE ULCÉREUSE

La dilatation de l'estomac, quand elle existe depuis longtemps, est généralement accompagnée d'un catarrhe superficiel, entraînant une exfoliation épithéliale plus ou moins étendue. Souvent les lésions ne s'arrêtent pas à la superficie, et intéressent le tissu sous-jacent où peuvent même se former quelques ulcérations. Les ulcérations sont déterminées par le contact des produits irritants qui stagnent dans l'estomac dilaté. Dans ces conditions même, auxquelles correspond la détresse absolue de la fonction digestive, l'eau de Vichy, employée en lavage et en boisson, donne lieu à des résultats rapides et surprenants. Sous son influence, on voit les troubles et les malaises digestifs s'atténuer d'une façon très marquée, la fonction reprendre de l'activité, et la nutrition générale accuser, par une augmentation notable du poids du malade, les bénéfices qu'elle a réalisés en quelques jours. Ces brillants résultats représentent-t-ils une évolution vers une guérison radicale, prochaine ? Il n'y a pas d'illusions à se faire : l'eau de Vichy ne peut rendre à la fibre musculaire le ressort qu'elle a perdu ; mais elle peut lui aider à recouvrer peu à peu une partie de son pouvoir dynamique. Elle intervient dans ce résultat directement, en dissipant les engorgements interstitiels qui épaississent les tissus et les immobilisent, et dont l'évolution entraînerait une organisation définitive. Elle intervient indirectement, en restituant au facteur chimique de la digestion une activité qui, abrégeant la durée et l'effort du labeur mécanique, se convertit pour la fibre musculaire en repos, c'est-à-dire consécutivement en puissance.

Dans la gastrite chronique et la gastrite ulcéreuse non accompagnées de dilatation, il n'est pas nécessaire, le plus généralement, de pratiquer des lavages. L'eau de Vichy en boisson suffit le plus souvent à obtenir les modifications glandulaires, interstitielles et épithéliales que nous venons de passer en revue.

Est-il besoin d'ajouter que ces résultats impliquent l'absence d'altérations organiques de la muqueuse et d'atrophie des organes sécrétoires. Dans la dilatation, pour qu'il soit permis d'espérer une évolution favorable, il faut, en outre de ces conditions, que l'estomac possède une musculature dont la fibre soit suffisamment intacte.

ULCÈRE DE L'ESTOMAC

La cure de Vichy est appelée à rendre des services importants dans l'ulcère de l'estomac ; mais l'heure de son intervention féconde correspond à la période de réparation. Ce n'est pas qu'à une période antérieure, elle ne puisse répondre à quelques indications, mais on pourrait s'exposer à des mécomptes dont le moindre serait d'être obligé d'en suspendre l'usage. En effet, l'abondance et la fréquence des hématemèses condamneraient à une abstention absolue de tout traitement hydriatique. Il y a donc lieu de réserver les bienfaits de l'intervention thermale pour l'heure qui permettra une intervention sûre, active et efficace.

A la période de réparation, l'eau de Vichy aura pour effet : de prévenir la rupture des néoformations vasculaires, en réduisant la période digestive à son minimum et en empêchant les distensions exagérées du viscère ; d'éviter, à la surface en voie d'organisation, des contacts irritants, en neutralisant les acidités anormales ou l'excès d'acidité normale ; d'exciter le processus de réparation et d'en favoriser l'évolution, en mettant progressivement la zône cicatrisée sous la protection de son épithélium.

2° AFFECTIONS DE L'INTESTIN

DYSPEPSIE INTESTINALE

La régularisation des fonctions de l'estomac, en présentant à l'élaboration intestinale un chyme apte à subir les transformations normales, fait disparaître une des causes les plus actives de la dyspepsie intestinale. L'intervention de l'eau de Vichy dans les phénomènes intestinaux, peut se décomposer ainsi : 1° Concours apporté à l'alcalinisation du bol alimentaire dont la réaction était acide dans l'estomac ; 2° activité imprimée aux glandes de l'intestin et aux glandes annexes ; 3° passage de certains éléments minéralisateurs dans les sécrétions des glandes annexes, du moins dans la sécrétion biliaire ; 4° action spéciale sur les éléments qui sont le siège du processus d'absorption. Ce complexus d'activités de l'eau de Vichy permet de se rendre compte des avantages que l'on peut en retirer dans les troubles que ne complique aucune lésion.

———

DIARRHÉES CHRONIQUES

DYSENTERIES DES PAYS CHAUDS

Ce mode d'action se retrouve en face des diar-
rées chroniques, et permet d'exercer une action thérapeutique. Mais il y a des distinctions à faire, suivant l'existence ou l'absence d'altérations de la
muqueuse. La diarrhée d'origine biliaire disparaît
en même temps que la cause qui lui donne naissance, quand la muqueuse est intacte. Il en est de
même de beaucoup de diarrhées de nos pays, puisqu'elles ne sont que l'expression de troubles fonctionnels.

Dans certaines variétés, il existe de larges dénu-
dations épithéliales, et même des lésions interstitielles plus ou moins étendues. En pareil cas, la
règle est formelle de n'agir que lorsque tout signe
d'acuité a disparu, et encore est-on exposé à des
exacerbations plus ou moins rapprochées. Certaines entérites pseudo-membraneuses présentent ces
conditions.

Les dysenteries des pays chauds obtiennent fréquemment de la cure de Vichy des résultats re-

marquables ; mais l'intervention n'est opportune que lorsque toute trace d'état inflammatoire a disparu. Les malades de ce genre, même ceux dont la cure est le plus tourmentée, obtiennent le plus généralement, quand ils parviennent à la suivre, des résultats ultérieurs satisfaisants.

AFFECTIONS DU FOIE

L'eau de Vichy exerce une action particulièrement marquée et féconde dans les affections du
foie. Cette action, élective en quelque sorte, est due
aux conditions anatomo-physiologiques qui font
affluer au foie, en masse et avant répartition, une
grande partie des principes minéralisateurs parve-
nus dans l'intestin.

CONGESTION

ENGORGEMENTS — HÉPATITE CHRONIQUE

En rectifiant les produits de chylification que
l'absorption intestinale dirige en partie vers le foie,
l'eau de Vichy fait disparaître une des causes les
plus fréquentes des congestions mobiles qui affec-
tent cet organe. Par l'activité et la tonicité qu'elle

imprime à la circulation capillaire du foie, par les propriétés qu'elle détermine dans les fluides qui circulent dans ce réseau, elle fait disparaître les conditions qui favorisent la fixation de la congestion dans son parenchyme. Les engorgements du foie, qui représentent une congestion immobilisée par les reliquats de congestions antérieures, disparaissent peu à peu sous l'influence des actes biologiques auxquels donnent lieu les activités de la circulation locale. L'hépatite chronique elle-même se résout le plus généralement sous l'influence du traitement hydro-minéral ; mais cette résolution s'opère graduellement et ne donne de résultats apparents que quelque temps après la cure.

CIRRHOSE VULGAIRE — CIRRHOSE BILIAIRE

La cirrhose vulgaire, à ses débuts, particulièrement à la période congestive, peut être enrayée ; le processus peut s'éteindre avec la congestion. Un peu plus tard, si on ne peut prétendre à amener la régression de néoformations embryonnaires, on peut du moins, au moyen de l'eau de Vichy, provoquer l'activité et la réaction de la cellule hépatique et prolonger la fonction. Mais il ne faut pas perdre de vue que la médication thermale ne peut rien sur une évolution cellulaire parachevée. Aussi dans une période avancée, et notamment s'il y a ascite, il y a lieu à une certaine réserve.

Dans la cirrhose biliaire, qu'elle soit hypertrophique ou non, surtout si son origine se rattache à des accidents de lithiase biliaire, l'indication de la cure de Vichy est encore plus formelle ; à la condition que l'on n'attende pas, pour intervenir, que les tissus soient désorganisés, ou aient subi une transformation définitive.

LITHIASE BILIAIRE — COLIQUES HÉPATIQUES

La colique hépatique consiste dans un spasme violent et douloureux des voies biliaires. Presque toujours le spasme est déterminé par la présence d'une concrétion, que les voies biliaires douées d'une certaine susceptibilité ne peuvent tolérer. Cette susceptibilité résulte de certaines conditions, que l'on rencontre presque toujours associées à la lithiase chez les gens qui n'ont pas atteint un âge avancé, mais qui disparaissent souvent dans la vieillesse. Or, cette susceptibilité joue un rôle indispensable dans la détermination de l'état de crise, puisque un grand nombre d'autopsies ont démontré que des concrétions nombreuses et volumineuses peuvent séjourner de très longues années dans la vésicule, sans provoquer de crises hépatiques.

Ce qui démontre encore la part qui appartient à la susceptibilité des voies biliaires dans la production des phénomènes qui caractérisent la crise, c'est qu'il n'est pas nécessaire que les concrétions soient volumineuses pour que les coliques soient intenses.

Parfois des sables biliaires, la boue biliaire même, ont provoqué des crises beaucoup plus douloureuses que n'en provoquent ultérieurement des concrétions volumineuses.

Il n'est pas même indispensable qu'il existe une concrétion lithiasique pour qu'il y ait crise. Un bouchon de mucus coagulé, un agrégat de bile épaissie peuvent jouer le rôle de concrétion, et donner lieu à des phénomènes de même nature. L'élimination, après crise, de calculs n'ayant pas plus de consistance que le mucus coagulé, rend la chose vraisemblable.

Dans quelques cas particuliers, assez rares du reste, des crises peuvent s'établir sous l'influence d'un spasme, provoqué par une irritation duodénale qui intéresse l'extrémité du cholédoque, ou qui, ayant pris naissance dans le tronçon duodéno-pylorique, s'est propagé jusqu'aux voies biliaires.

En réalité, de tous ces modes pathogéniques, il n'en existe qu'un avec lequel il faille compter dans la pratique : c'est celui où la présence d'une concrétion biliaire, associée à une susceptibilité des voies biliaires, détermine des crises hépatiques. Quel que soit le mode pathogénique qui intervienne au début, il tend à créer fatalement des conditions qui, à un certain moment, mettront en scène ce dernier mode.

Du reste la cure de la colique hépatique d'origine lithiasique pose les mêmes indications que la cure de celle qui procède de n'importe quel autre mode pathogénique ; mais elle a, en outre, à vaincre les difficultés qu'imposent l'élimination de corps consistants, plus ou moins volumineux, et la nécessité de prévenir la surabondance ou du moins la précipitation, dans la vésicule biliaire, d'une substance qui est appelée à s'y trouver normalement.

L'eau de Vichy satisfait aux conditions multiples que réclame l'action curative ; et l'on peut dire que le traitement de l'affection calculeuse du foie la place sur son champ de triomphe.

La cure radicale des coliques hépatiques comporte deux termes : 1° Eliminer les concrétions devenues intolérables pour les voies biliaires ; 2° Prévenir la formation de nouvelles concrétions.

Elimination.—La première partie du programme exige comme complément que l'élimination se fasse dans des conditions opportunes, et subsidiairement que les crises qui ne peuvent aboutir soient épargnées au malade.

Dès ses premiers effets, l'eau de Vichy tend à ces résultats. En permettant l'élaboration convenable de la matière alimentaire, surtout des graisses, elle fait disparaître, avec les troubles digestifs, une des causes qui provoquent ces crises incessantes et sans solution. Cette suspension de malaise, qui est telle qu'elle donne fréquemment l'illusion de la santé absolue, permet à la médication de poursuivre son œuvre féconde, et d'opérer en même temps sur les processus de la nutrition générale, sur le foie et sur sa sécrétion.

La congestion du foie se dissipe peu à peu, et avec elle disparaît une des influences pathologiques de la susceptibilité des voies biliaires. Les principes minéralisateurs, après avoir impressionné la glande, passent en partie dans sa sécrétion qu'ils rendent plus fluide et plus alcaline. La cholestérine, dans ces conditions normales du milieu biliaire, ne tend plus à se précipiter et à grossir par de nouveaux dépôts la concrétion existante. Si même, la concrétion est formée de cholestérine, de mucus et de matière colorante, et si la cholestérine n'enrobe pas complètement l'agrégat, la bile chargée des principes alcalins peut agir sur le mucus et la matière colorante, et désagréger le calcul. L'action topique de la bile ainsi modifiée apaise l'irritation des voies biliaires, et provoque des activités cellulaires qui aboutissent à la disparition de reliquats massifs d'inflammation. Sous l'influence de ce travail de résorption, les voies biliaires reprennent leur souplesse et leur tonicité ; et ce réveil de leurs propriétés éloigne progressivement les dangers de stase biliaire. Mais souvent ce travail, qui s'accompagne de phénomènes d'excitation, peut aboutir à une crise. Cette crise peut éclater pendant la cure ou quelque temps après.

L'époque critique, pendant la cure, est comprise entre le onzième et le quatorzième jour environ ; sans qu'il y ait rien d'absolu à cet égard, plusieurs conditions individuelles ou pathologiques et certaines circonstances relatives au traitement pouvant l'avancer ou la reculer.

En général, il y a lieu d'éviter des accidents pendant les deux premiers septénaires, de façon à permettre à la médication d'opérer suffisamment et assez profondément pour que la crise bénéficie de résultats acquis. Il arrive un moment cependant où il y a lieu d'imprimer à la cure une activité réelle, sans trop se préoccuper de l'éventualité d'un accident, qui trouve tout disposé pour opérer une liquidation.

Cette solution consiste dans une évacuation, qui représente une condition *sine qua non* de la cure radicale. Mais l'eau de Vichy intervient, dans cet acte de délivrance, par la tonicité qu'elle imprime aux voies biliaires, tonicité qui favorise l'expulsion, non seulement en augmentant la force de propulsion, mais sans doute aussi en diminuant les forces antagonistes. L'expulsion est en outre favorisée par une abondance de bile fluide, alcaline, dépourvue d'acreté, qui peut même parfois s'insinuer entre la concrétion et la paroi, et faire que la progression s'effectue avec l'interposition d'un liquide. En outre, les arêtes de la concrétion sont souvent émoussées ; dans quelques cas, la désagrégation en permet l'élimination à l'état de fragments ; dans d'autres circonstances enfin, la concrétion est devenue friable et peut être broyée dans un des efforts d'expulsion.

Chez les vieillards, il n'y a pas lieu de rechercher une solution radicale. Il faut éviter les crises, et se contenter de rétablir les fonctions gastro-hépatiques, de calmer la susceptibilité des voies biliaires, et de prévenir la formation de nouvelles concrétions, ou de dépôts nouveaux sur les anciennes.

Action préventive. — L'action préventive à l'égard de la formation de nouvelles concrétions doit satisfaire à deux indications : *a.* empêcher que la cholestérine ne soit en trop forte proportion dans la bile. *b.* Empêcher qu'elle ne s'y précipite.

a. L'eau de Vichy combat les conditions organiques qui favorisent la surabondance de la cholestérine dans la bile, par son action complexe sur la nutrition à laquelle elle livre comme aliment les produits d'une élaboration rectifiée, et dont elle combat les troubles. Ceux-ci, en ce qui concerne la présence d'un excès de cholestérine, peuvent être ramenés à une insuffisance en alcalis des

liquides qui baignent les éléments anatomiques.
En effet, si la cholestérine n'est pas utilisée ou
fixée dans les tissus, ou si elle n'est pas suffisamment oxydée, cela dépend d'une surabondance
d'acides organiques. Or l'eau de Vichy permet de
les brûler ou de les éliminer après neutralisation,
tandis que, par ses effets à longue portée, elle recti-
fie les processus mêmes d'une nutrition qui tend à
acidifier un milieu, pour lequel toute perte en alcalinité représente une intoxication.

b. Par des modalités d'action multiples, l'eau
de Vichy tend à prévenir la précipitation de la
cholestérine dans les voies biliaires. 1o Elle intervient activement dans les conditions qui permettent sa dissolution dans la bile. 2° Elle s'oppose
aux conditions qui pourraient faire arriver au foie
des acides d'origine intestinale qui diminueraient
l'alcalinité de la bile 3° Elle prévient la stase qui
favoriserait la précipitation de la cholestérine.

1° Elle intervient dans des conditions qui permettent la dissolution de la cholestérine, en ren-
dant la bile franchement alcaline, et en excitant la
glande hépatique à sécréter activement et normalement.

2° En maintenant la réaction franchement alcaline de l'intestin, réaction qui seule permet l'élaboration convenable des aliments et surtout des
graisses, elle empêche que l'absorption intestinale
ne dirige vers le foie des produits plus ou moins
acidifiés de digestions imparfaites.

3° Par la tonicité qu'elle imprime anx voies biliaires, elle permet l'émission régulière de la bile,
dont la fluidité facilite l'écoulement. La bile est
ainsi soustraite aux dangers que crée la stase, qui
non seulement peut entraîner la précipitation de la
cholestérine par fermentation acide, lorsque la
vésicule est irritée; mais qui peut encore en permettre la précipitation sur quelques petiles agréga-
tions de mucus et de matière colorante, que l'inertie
des voies biliaires n'a pas permis d'évacuer. Les
propriétés, que contracte la bile sous l'influence de
l'eau minérale, lui permettent de dissoudre la matière colorante et le mucus et, du reste, de s'opposer à la formation de ces agrégats.

ENGORGEMENT

ET INDURATION DE LA VÉSICULE

(Cholécystite)

L'inflammation des voies biliaires détermine
dans les tissus des exsudations qui persistent plus
ou moins longtemps, et leur ôtent leur intégrité
fonctionnelle. L'inflammation de la vésicule peut
lui donner la forme et la consistance d'une tumeur
grosse et dure comme la pierre, et conséquemment

la rendre absolument inerte. L'eau de Vichy en opère la résolution d'une façon merveilleuse ; et ce résultat qui met à contribution l'activité de tous les processus physiologiques, dont le foie est le siège, et les modifications apportées dans la nutrition générale, est, pour une part, la réalisation des phénomènes que provoque directement la présence en masse, dans la bile, des principes de la minéralisation. C'est généralement quelques semaines ou même quelques mois après la cure, que dans les cas les plus caractérisés, s'opère la résolution ; dans les cas les plus communs, on peut, à Vichy même, suivre la marche régressive.

ICTÈRES

L'ictère récent disparaît, le plus généralement, assez rapidement, pendant la cure même ; qu'il s'agisse d'un ictère nerveux ou d'un ictère catarrhal, d'un ictère récidivant, d'un ictère lithiasique, etc.

La rapidité des résultats dépend de la nature de la cause, qui a donné naissance à la suspension du cours de la bile. Dans certaines circonstances, le traitement consiste à dissiper l'ictère ; dans d'autres il doit en outre faire disparaître la cause toujours

persistante, qui provoque la diffusion incessante de
la bile dans l'organisme ; dans d'autres cas, un peu
plus compliqués, il doit de plus prévenir le retour
des mêmes accidents. Ces indications répondent
aux propriétés du traitement hydro-minéral.

Quant au traitement de la diffusion de la bile,
les résultats favorables s'expliquent par l'activité
imprimée à la sécrétion biliaire, à l'excrétion urinaire, aux phénomènes de la nutrition interstitielle
et à ceux dont la peau et l'épiderme sont le siège,
etc.

Le pronostic des *ictères chroniques* est subordonné
à la pathogénie de chacun d'eux. Il en est un certain nombre que le traitement hydro-minéral fait
disparaître. L'ictère biliaire, l'ictère qui est provoqué par un état catarrhal des voies biliaires, l'ictère
dû à une insuffisance fonctionnelle du foie sont du
nombre. Il en est de même des ictères par obstruction persistante, quand la cause qui détermine
l'obstruction est modifiable et qu'il n'existe pas
d'altérations consécutives notables. Mais il est des
ictères chroniques sur la pathogénie desquels le
traitement hydro-minéral est sans action, et qui ne
peuvent espérer d'obtenir aucun résultat. Il y a
lieu d'ajouter que certains, parmi ceux qui se présentent sous des aspects qui commandent la plus
grande réserve dans le pronostic, disparaissent
parfois, comme par enchantement, sous l'influence
d'une médication dont la puissance et la fécondité

d'action réservent d'heureuses surprises. Mais, en réalité, ces heureux dénouements, qui font honneur à l'eau de Vichy et l'indiquent comme la ressource suprême dans les cas douteux, accusent la fragilité des bases sur lesquelles s'appuie le diagnostic de certaines affections du foie.

ENGORGEMENTS DE LA RATE

FIÈVRES INTERMITTENTES

Les engorgements de la rate, nés sous l'influence des fièvres graves ou des fièvres intermittentes, ou même du séjour dans certains climats, se résolvent aussi sous l'influence des activités que provoque la cure. Mais ces engorgements, qui coexistent généralement avec ceux du foie, se résolvent moins facilement et moins promptement dans la rate que dans l'autre viscère. Le plus souvent, le résultat n'est apparent qu'après que l'action tonique et reconstituante a réalisé ses effets dans l'état général.

Les fièvres intermittentes rebelles, qui accompagnent le plus communément ces reliquats pathologiques, voient souvent le retour d'accès déterminé par les premiers effets du traitement. Celui-ci doit céder momentanément le pas à la quinine ; après quoi la cure de Vichy triomphe de ces manifestations avant même que l'on puisse constater quelque régression du côté de la rate.

DIABÈTE.

La cure de Vichy est et restera la médication par excellence du diabète gras, floride, du diabète arthritique ; elle peut défier la vogue et les engouements qui accueillent les thérapeutiques nouvelles, et attendre avec confiance que l'expérience ait prononcé un jugement définitif. La valeur des résultats qu'elle procure, relativement à l'abaissement de la proportion du sucre dans les urines, ne la fait l'inférieure d'aucune médication ; mais la façon dont elle les réalise la rend supérieure à toutes. En effet, tandis que la plupart des autres représentent un expédient, auquel on ne peut avoir recours que d'une façon réservée, parce que, si elles réalisent en partie l'action que l'on recherche, elles déterminent des effets fâcheux sur certains appareils, et tout le moins sur les organes digestifs ; celle-ci n'exerce sur tout l'organisme que des effets bienfaisants et, loin de mettre en péril la fonction digestive, elle réconforte cette fonction, dont la suractivité permet seule à l'organisme d'équilibrer les pertes incessantes qu'il subit.

Mais l'eau de Vichy ne borne pas sa supériorité thérapeutique à ces seuls avantages ; par des actions complexes, elle tend à combattre les conditions qui déterminent la présence d'un excès permanent de sucre dans le sang. Par son action sur le foie, elle régularise le fonctionnement complexe de ce viscère qui a dans ses attributions la fonction glycogénique, dont les aberrations peuvent être une condition pathogénique du diabète ; par son action sur le sang et sur la nutrition interstitielle, elle modifie les conditions qui s'opposent à l'utilisation du sucre par les éléments anotomiques, et, régularisant les processus d'oxydation, elle met l'oxygène au service des métamorphoses normales.

Les effets immédiats de l'eau de Vichy sont de diminuer rapidement la soif, de réduire la quantité des urines, et d'abaisser la proportion du sucre contenu dans l'urine, d'une façon d'autant plus marquée que la proportion était, au début, plus considérable. En même temps que ces effets se produisent, les sensations de malaise, de dépression physique et morale disparaissent ; les forces renaissent, l'organisme se relève. La quantité de sucre diminue de plus en plus ; le plus généralement, quand la quantité n'est pas considérable, le sucre disparaît complètement. Quand il en existait une quantité importante, la disparition des dernières traces est assez difficile à obtenir.

Le diabète est, de toutes les affections que l'on traite à Vichy, celle qui réclame les doses les plus élevées. Il existe dans cette maladie une tolérance particulière pour l'eau de Vichy.

Dans l'azoturie qui accompagne souvent le diabète, les résultats sont variables. Cependant l'eau de Vichy tend à rapprocher l'urée du niveau normal.

Dans le diabète insipide, l'eau de Vichy réduit généralement la quantité de l'urée et le volume de l'urine ; ces résultats acquièrent une certaine persistance.

Il existe une albuminerie qui s'observe assez souvent associée au diabète, dans le cours duquel elle fait des apparitions transitoires. Cette albuminerie est d'origine dyscrasique. Comme la présence du sucre dans l'urine des diabétiques, comme la présence en excès de l'acide urique dans le sang et les tissus des goutteux et dans l'urine des graveleux, la présence de l'albumine dans l'urine est, dans eette variété d'albuminerie, le résultat d'un état défectueux du sang et de la nutrition interstitielle, par suite duquel l'albumine n'est pas apte à être fixée, ou n'est pas suffisamment fixée dans ses combinaisons, et filtre au travers du rein. L'Eau de Vichy agit d'une façon remarquable dans cette affection. Elle détermine des conditions permettant la fixation et l'utilisation de cette albumine, dont l'élimination représente pour l'organisme une

perte, et pour le rein un danger d'altération ulté-
rieure. Cette albuminurie qui, dans sa pathogénie,
n'a rien de rénal, prend souvent le nom de diabète albumineux, qui caractérise la nature de la
maladie.

La cure de Vichy guérit-elle le diabète ? Elle
guérit les glycosuries ; elle guérit quelques diabétiques, mais généralement elle ne fait disparaître
que transitoirement le diabète. Quand il s'agit
d'une affection profonde, invétérée, ayant pris
des développements, on ne peut espérer d'obtenir
que des résultats palliatifs. C'est déjà beaucoup
d'enrayer la maladie et de la reporter pour ainsi
dire à un niveau qu'elle avait depuis longtemps
dépassé. Cette marche regressive entraîne la disparition de tous les troubles que l'on observe dans
cette affection, de tous les dangers auxquels donnent lieu l'intoxication et l'imprégnation des tissus
par le sucre. Parfois les résultats sont si prononn-
cés et si persistants, qu'à part certaines privations
qu'impose formellement la conservation de l'état
acquis, le diabétique peut jouir de l'illusion de la
santé.

Le diabète, à la période consomptive, n'a rien à
attendre de Vichy ; il est plus prudent de s'abstenir. Les médicaments dits d'épargne interviendront
plus utilement.

Le diabète maigre, surtout celui des jeunes
gens, n'obtient pas à Vichy des résultats bien en-

courageants. Aussi peut-on dire que les malades qui en sont atteints ne doivent pas être dirigés sur Vichy, à moins qu'il n'existe concurremment quelque trouble fonctionnel réclamant les bienfaits de l'eau minérale. Mais il y a lieu de limiter l'intervention thérapeutique au traitement de l'état qui en a posé l'indication, et de ne pas poursuivre opiniâtrement, et avec des doses massives, la lutte contre le sucre. Cette sage réserve sera parfois récompensée par quelques résultats avantageux, dans l'état même de l'affection principale.

GOUTTE

La médication hydro-minérale représente sans
conteste la ressource thérapeutique, qui répond le
mieux aux indications complexes que pose le traitement de la goutte ; car elle s'adresse non seulement à l'affection, mais encore à l'état diathésique
lui-même. Dans la goutte acquise, on obtient une
diminution dans l'intensité des accès, leur éloigne-
ment, parfois même leur disparition pour plusieurs
années. Dans la goutte héréditaire, il n'y a pas
lieu, il serait même imprudent de viser à ce but.
On doit se contenter de rendre les accès moins
douloureux, moins fréquents et moins prolongés.
Chez les goutteux de race, en effet, la goutte est
l'expression des conditions même de tout l'être ;
l'orientation vicieuse de la vie cellulaire n'est pas
le fait d'une déviation évolutive, mais elle est la
réalisation d'une déviation, dont le principe était
déjà fixé par la race dans le germe, et qui a été
consacré dans l'individu par tout l'organisme. Du
reste, dans le traitement de la goutte, qu'elle soit

acquise ou héréditaire, prétendre à détruire la diathèse serait une vaine et dangereuse folie; mais on peut prétendre à redresser le fonctionnement vicieux de l'organisme et à pallier certains effets fâcheux qui se produisent. La cure de Vichy permet d'atteindre ce résultat dans la goutte régulière, par accès. Dans la goutte anormale, irrégulière, avec dangers de métastase, il est prudent de s'abstenir, à moins qu'il n'existe quelque trouble concomitant, au traitement duquel devra se borner l'intervention hydriatique. Dans ce cas même, l'eau minérale devra être administrée avec une grande prudence, et ses effets devront être rigoureusement surveillés.

L'existence d'altérations vasculaires, d'affections cardiaques caractérisées, de tendances aux congestions vers la tête ou vers le poumon seront, chez le goutteux, des contre-indications formelles de la cure.

L'acide urique est la *matière peccante* de la goutte; mais la maladie ne consiste pas seulement dans une production exagérée d'acide urique. Dans la goutte, les vices de la nutrition, dont elle est l'expression pathologique, donnent lieu à une production anormale d'acide urique; mais ils créent en même temps des conditions qui en déterminent la rétention et l'accumulation dans l'économie, et même la précipitation lorsque ces conditions s'exagèrent. Cette précipitation est la caractéristique anatomo-pathologique de l'accès, qui n'est qu'un épisode de la goutte.

Les conditions qui déterminent la rétention et l'accumulation de l'acide urique dans l'économie, sont réalisées par la présence en excès d'autres déchets acides de la nutrition, qui maintiennent l'acide urique à l'état libre ou à l'état de biurate ou urate acide, forme sous laquelle il dyalise dans le rein difficilement et en proportion infinitésimale. Cet obstacle à l'élimination détermine une accumulation d'autant plus forte et rapide de l'acide urique, que celui-ci est produit en plus grande quantité. Or, si à un moment la quantité s'exagère encore, ou s'il se produit une exagération subite de la proportion des acides organiques, l'acide urique, ou mieux, le biurate, sera précipité. Cette condition pathogénique de l'accès est réalisée par les troubles prémonitoires de l'accès, les troubles digestifs notamment, que l'on observe si souvent. Le rein lui-même, influencé pathologiquement, peut coopérer activement à la réalisation de cette condition.

L'eau de Vichy permet de satisfaire à chacun des éléments du problème thérapeutique. Elle liquide le passif actuellement existant, dont l'aggravation représente l'évolution des conditions qui mettent l'organisme sous une imminence de crise; tandis qu'elle porte son action sur le fonctionnement vicieux de l'organisme, et en réduit les conséquences à un minimum qui conjure tout danger, pour un temps plus ou moins prolongé.

Elle transforme le biurate ou urate acide en

urate neutre, dont l'élimination s'opère activement par le rein, facilite l'oxydation des acides organiques et en neutralise certains. Elle débarrasse ainsi le sang d'un excès d'acide urique, et soustrait l'économie aux dangers d'une uricémie particulièrement critique.

Le traitement de l'état diathésique doit avoir pour premier but de restreindre la production de l'acide urique, et subséquemment d'assurer des conditions de solubilité et d'élimination constante et régulière de ce produit organique.

L'ensemble des activités fonctionnelles et organiques provoquées par la cure de Vichy converge vers ce but :

1° L'activité imprimée aux fonctions digestives fait que le produit de l'élaboration de la matière alimentaire est rectifié, rendu plus apte à subir les métamorphoses ultérieures, et exempt d'acidité anormale.

2° La régularisation du fonctionnement hépatique concourt activement à modérer la production de l'acide urique. Car il est constant que la plupart des affections, qui déterminent une incapacité fonctionnelle du foie, s'accompagnent d'une production excessive d'acide urique ; soit que la désassimilation du foie soit la source de production de l'acide urique (Lécorché) ; soit que l'acide urique ait pour siège de production d'autres tissus où mieux chacune des molécules organiques, et que le foie n'intervienne que par un enchaînement d'actes organiques dans les phénomènes biologiques, qui déterminent, mais qui règlent la formation de ce produit de désassimilation.

Enfin, l'activité et la régularisation du fonctionnement hépatique assurent la coopération active du foie à débarrasser l'économie des déchets de la matière azotée, par leur transformotion en urée, produit, comme l'acide urique, de l'oxydation des matières azotées; mais produit plus oxydé, très soluble, et dont l'élimination pai le rein excite la diurèse et facilite l'élimination d'autres déchets de nutrition et de l'acide urique en particulier.

3° L'action reconstituante exercée sur le sang, et consistant dans l'augmentation de la proportion et de l'activité des globules et dans la richesse du sang en minéralisation alcaline, permettra d'attaquer le mal à sa source. La richesse en quantité et en activité des globules représente pour les tissus une richesse en accumulateurs d'oxygène; la richesse en alcalins favorisera les oxydations, la destruction des acides organiques, la métamorphose normale et complète des déchets de la nutrition qu'elle féra aboutir à une formule chimique qui permettra leur élimination. Les sels alcalins permettront, en outre, la solubilité et l'élimination de l'acide urique que la nutrition défectueuse continuerait à produire en excès.

4° Enfin, comme synthèse de son action sur l'organisme, l'eau de Vichy imprime de la tonicité à toutes les fonctions, et rétablit entre elles un état d'équilibre sans lequel le système nerveux oriente mal la nutrition.

Les phénomènes organiques que provoque la cure peuvent réaliser les conditions pathogéniques de l'accès, et en déterminer l'apparition pendant l'usage même de l'eau minérale. En général, ces accès sont assez bénins et il suffit, le plus souvent, de suspendre toute intervention pour les voir disparaître. La balnéation est particulièrement susceptible de provoquer l'apparition de quelque incident.

RHUMATISME

Certes, Vichy ne revendique pas le traitement des reliquats de localisations du rhumatisme, en dépit de quelques résultats encourageants qui ont pu être constatés. En réalité, le traitement des localisations du rhumatisme doit rester le privilège de certaines stations, dont l'efficacité a été établie par des faits incontestables et des résultats assez constants. Mais le traitement des conditions diathésiques, qui seul peut empêcher le retour d'accidents de même nature, et seul peut préserver d'atteintes ultérieures les organes les plus essentiels à la vie, ressortit à Vichy.

En effet, il semble actuellement établi que le rhumatisme correspond à une dyscrasie exceptionnellement acide, dont l'acide lactique serait peut-être la *matière peccante*. L'acide lactique s'accumulerait dans l'économie, soit par suite d'une production excessive, soit par suite d'une diminution de combustion, soit par suite d'une élimination insuffisante, et assez généralement par suite de l'action combinée de ces vices fonctionnels. Or, si dans un organisme subissant ces conditions dyscrasiques permanentes, une circonstance accidentelle détermine tout-à-coup une production considérable d'acide lactique, et ferme en même temps la principale voie d'élimination, il se fera une telle accumulation d'acide lactique dans l'économie que la condition pathogénique d'accidents morbides sera créée. C'est ce qui se passe quand, à la suite d'un surmenage ayant chargé les muscles d'acide lactique, la peau est surprise, en pleine transpiration, par un refroidissement qui suspend toute élimination. Sous l'influence de la suracidité qui se produit, si le diathésique se trouve en état d'opportunité morbide, il se fait une localisation rhumatismale.

La cure de Vichy permet non seulement de parer aux dangers qui pourraient résulter actuellement de la diminution d'alcalinité du sang, et de l'acidité particulière de certaines humeurs ; mais encore, par son action sur les fonctions digestives, sur la nutrition interstitielle, sur les oxydations, sur les fonctions du rein et de la peau, elle s'attaque à toutes les sources de rétention des acides organiques, et de l'acide lactique en particulier, en un mot aux conditions mêmes de la suracidité organique.

MALADIES DES REINS

ALBUMINURIES — NÉPHRITES ALBUMINEUSES

Il est des albuminuries d'origine dyscrasique, c'est-à-dire dépendant de conditions défectueuses de l'albumine du sang, qui, çomme celle que l'on rencontre dans le diabète, par exemple, sont d'autant plus justiciables du traitement hydro-minéral que celui-ci permet de s'attaquer directement aux conditions pathogéniques. Ces albuminuries relèvent de vices de la nutrition et non de la pathologie rénale.

Cependant, dans quelques cas, soit que les altérations du sang aient provoqué des troubles de la circulation rénale, soit que le passage de l'albumine à travers le rein l'ait irrité, le rein intervient pathogéniquement dans la présence de l'albumine dans l'urine. La cure de Vichy est doublement indiquée, et s'adressera utilement aux deux éléments pathogéniques.

Mais il est des albuminuries qui relèvent d'un état passager ou permanent du rein, qui représente le substratum pathologique actuel. Les unes naissent sous l'influence de troubles, accidentels ou sujets à renouvellement, de la circulation rénale ; les autres se rattachent à des altérations rénales et revêtent les allures d'une affection chronique.

Les albuminuries survenant sous l'influence d'un trouble accidentel de la circulation rénale, et surtout celles qui dépendent de troubles qui se renouvellent et provoquent des réapparitions d'albumine dans l'urine, revendiquent l'application d'un traitement qui régularise la circulation locale, exerce une action sédative sur les éléments anatomiques, et fait disparaître les reliquats congestifs. L'action curative se double encore, en pareil cas, d'une action préventive.

Les *albuminuries chroniques* relèvent d'altérations rénales qui portent sur le parenchyme, comme dans la néphrite parenchymateuse ; ou sur le tissu conjonctif interstitiel qui prolifère et étouffe les éléments normaux, comme dans la néphrite interstitielle ; ou sur les deux éléments à la fois, comme dans la néphrite mixte, qui est la réalisation des deux processus lesquels, du reste, semblent souvent associés. Mais chacun de ces processus, par l'ensemble clinique qui lui correspond et les indications spéciales qu'il pose, caractérise, quand il prédomine, un type de néphrite. L'eau de Vichy convient particulièrement lorsque les lésions in-

terstitielles cèdent le pas à celles de la néphrite parenchymateuse. L'évolution des lésions de ce dernier type comprend une période assez longue, du-
rant laquelle la cure hydro-minérale interviendra
utilement : en diminuant les conditions d'âcreté et
d'acidité de l'élimination rénale, en régularisant la
circulation locale, en favorisant la disparition de
néoformations encore embryonnaires, en permettant la réparation de lésions peu accentuées. Contre les lésions de la néphrite interstitielle, l'action
de l'eau de Vichy est moins efficace ; cependant,
elle tend à enrayer le processus, en faisant disparaître les causes d'irritation fonctionnelle dans un
rein atteint d'une susceptibilité maladive. Mais la
période, où la cure peut donner des résultats appréciables, a une durée plus restreinte, et l'apparition
de troubles cardio-vasculaires contre-indique son
intervention. Quel que soit le type, du reste, l'opportunité de l'intervention hydriatique n'existe
plus lorsqu'apparaissent des accidents caractérisés.

L'eau de Vichy, à la période où elle n'est pas
contre-indiquée, peut encore rendre des services
contre certains troubles qui se rattachent à la néphrite, tels que la dyspepsie, le catarrhe gastro-
intestinal, etc., etc.

GRAVELLE URIQUE — COLIQUE NÉPHRÉTIQUE

La pathologie générale de la gravelle urique est celle de la goutte : la pathogénie est la même ; le traitement préventif, le traitement de la même diathèse.

Dans la gravelle urique, les conditions qui déterminent la précipitation de l'acide urique dans le rein, sont de même nature que celles qui déterminent, dans la goutte, la précipitation de l'acide urique dans les tissus. La gravelle urique représente, en effet, un tophus déposé dans le rein, comme la goutte représente une concrétion infiltrée dans les tissus de l'articulation. Seulement, les conditions pathogéniques sont davantage sous la dépendance de circonstances locales. Il n'est pas nécessaire, en effet, qu'il existe une quantité considérable d'acide urique ; il suffit qu'une certaine quantité soit chassée de l'état de solubilité, par suite d'un état de concentration de l'urine ou d'une suracidité déterminée par la présence d'autres acides, organiques ou introduits dans l'organisme. Cette précipitation s'observe dans le vase, quand la composition de l'urine est telle que l'abaissement de la température détruit les conditions de solubilité

de l'acide urique. La gravelle que l'on aperçoit alors
dans le vase n'est pas de la gravelle rénale ; mais
cette formation indique combien sont précaires les
conditions actuelles de solubilité de l'acide urique,
et quelle minime quantité supplémentaire d'acide
urique ou d'autres acides suffirait pour enlever à
l'urine le pouvoir dissolvant que lui donnent les
quelques degrés de chaleur animale. Aussi, quand
ces phénomènes présentent quelque constance,
comme presque toujours en dehors des conditions
de suracidité ils sont provoqués par un excès
d'acide urique, on a l'habitude de prendre l'imminence pour la réalisation, et on dit que le sujet
émet de la gravelle. Le fait n'est pas vrai, mais la
façon d'interpréter le phénomène est légitime.
Quand cet état de l'urine est constant, même pendant une période peu prolongée, il suffit parfois
d'une transpiration, d'une légère fatigue musculaire, du moindre écart de régime, d'un verre de
boisson fermentée, etc., pour faire de la menace
une réalité.

L'eau de Vichy fait disparaître ces sédiments,
clarifie les urines, neutralise leur acidité, et combat
les conditions qui déterminent ces manifestations
uriques.

La cure radicale des concrétions rénales comporte l'élimination. Les petits graviers sont souvent entraînés sans donner lieu à des douleurs.
Quelquefois cette migration détermine un léger
malaise lombaire ; dans d'autres cas une crise ca-

ractérisée. Cette élimination a le grand avantage de chasser par les voies rénales, à l'état embryonnaire, des cristallisations exposées à devenir des noyaux de concrétions volumineuses.

L'élimination des concrétions, qui ont acquis un certain volume, ne peut se faire sans provoquer des douleurs. Mais toutes les crises douloureuses qui caractérisent la colique néphrétique ne sont pas suivies d'élimination. Parfois, la susceptibilité de l'uretère est telle qu'elle s'oppose à la progression du gravier. L'eau de Vichy calme généralement dès le début cette susceptibilité, tandis qu'elle enraye le développement de la concrétion. Parfois même elle en émousse les angles et les arêtes ; mais ses effets se bornent toujours à des actions de surface.

Assez souvent la cure est exempte de tout incident ; il s'établit une tolérance momentanée des voies urinaires. Mais dans quelques cas assez fréquents, il survient une crise néphrétique pendant le traitement thermal même, soit qu'elle ait été provoquée par une excitation trop vive de l'appareil urinaire, soit qu'elle dût se produire. Il importe beaucoup d'éviter cet accident pendant la première partie de la cure, parce que la susceptibilité pathologique, qu'il laisse après lui, pourrait obliger à suspendre la médication plus ou moins longtemps. Or, il est urgent d'agir sur la composition de l'urine ; et au point de vue de la crise même, il est bon que l'eau de Vichy ait pu préalablement exercer une action topique sur les voies urinaires, et une action physico-chimique sur la concrétion.

Là cure de Vichy représente la thérapeutique la plus active et la plus radicale de la gravelle urique, puisqu'elle permet de guérir l'affection locale et de prévenir la formation de nouvelles concrétions. Mais, dans le cas où il existe une irritation du rein avec une vive susceptibilité de l'appareil urinaire, l'activité même de l'eau de Vichy doit lui faire préférer une eau insignifiante, ne prétendant à opérer qu'un lavage.

Quant à la crainte de voir, sous l'influence de la médication alcaline, la gravelle *blanche* remplacer la gravelle *rouge*, ou des dépôts de phosphates se former sur une concrétion urique, elle n'est pas fondée en ce qui concerne Vichy. Les doses employées aujourd'hui peuvent bien rendre des mictions neutres et même alcalines ; mais jamais, en l'absence d'altérations des voies urinaires, elles ne parviennent à déterminer l'alcalinité de l'urination des vingt-quatre heures.

GRAVELLE PHOSPHATIQUE

La gravelle phosphatique se forme par précipitation des sels phosphatiques : phosphate de chaux, phosphate ammoniaco-magnésien, sous l'influence de la réaction alcaline de l'urine. Il semble donc, *à priori,* absolument illogique de combattre, au moyen d'alcalins, un accident dont la condition pathogénique est un état alcalin de l'urine. Mais, dans la plupart des cas l'alcalescence de l'urine est secondaire. Si l'on excepte peut-être les urines des malades atteints d'affections médullaires, le produit de la dialyse rénale est toujours acide, et ne devient alcalin que sous l'influence d'altérations des voies urinaires. Ces altérations, qui siègent sur la muqueuse, déterminent une sécrétion de mucus ou de muco-pus qui donne lieu à une fermentation ammoniacale, primitivement localisée, laquelle entraîne la précipitation des phosphates. Mais la stagnation joue un rôle important dans la production et la généralisation de ce phénomène.

La concrétion phosphatique est excessivement rare dans les canaux du rein. On peut la rencontrer dans le bassinet dilaté ; mais c'est surtout dans la vessie qu'elle se forme. On peut y trouver des calculs de phosphates, ayant pour noyau un calcul d'acide urique, ce qui prouve que les urines acides et chargées d'acide urique ne peuvent échapper aux conséquences de la fermentation. Le calcul urique, par l'irritation qu'il a provoquée, a déterminé la précipitation des phosphates à sa périphérie. On trouve aussi des concrétions phosphatiques à noyau d'oxalate de chaux.

L'eau de Vichy est appelée à donner des résultats favorables, lorsque l'altération de la muqueuse est peu considérable, et lorsque surtout la vessie peut se vider facilement. Par les propriétés qu'elle communique à l'urine, elle favorisera la réparation de la muqueuse et de son épithélium, et rendra consécutivement aux urines la constance de leur réaction normale. Ce retour d'une légère acidité persistante permettra même à l'urine d'exercer une action favorable sur la concrétion phosphatique.

Le traitement dirigé contre les concrétions phosphatiques comporte certaines particularités. Il ne doit pas être trop actif, ni trop prolongé ; enfin, il exige une constante surveillance de l'état des urines, et de la façon dont se comporte le réservoir urinaire. Certaines sources permettront particulièrement de diminuer l'acreté des urines, sans leur faire perdre totalement leur acidité. Elles pourront même leur conserver cette acidité au moyen d'une élimination active des déchets organiques, dont bénéficieront l'économie, immédiatement, les voies urinaires, ultérieurement. L'eau de Vichy enfin, par l'action excitante qu'elle exerce sur l'appareil urinaire, peut favoriser l'élimination par l'urèthre de ces concrétions ; mais il y a lieu de se défier de cette excitation qui peut devenir, et devient souvent une cause de rétention d'urine dont les conséquences peuvent être sérieuses.

GRAVELLE OXALIQUE

La gravelle oxalique est fort rarement d'origine rénale. Elle se forme surtout dans la vessie. L'eau de Vichy n'a aucun pouvoir sur la concrétion même, si ce n'est d'en favoriser l'expulsion. Mais ses propriétés thérapeutiques lui permettent d'exercer une action féconde sur les conditions qui lui donnent naissance. En effet, l'oxalurie est généralement la conséquence de troubles digestifs et de vices de la nutrition qui se caractérisent par une insuffisance d'alcalins dans le sang ; cet état s'accompagne de désordres nerveux, qui consistent surtout en un état de dépression physique et morale. La cure de Vichy répond à chacune des indications que pose cette affection, qui relève de la diathèse acide.

CATARRHE DE LA VESSIE

Ce n'est qu'en l'absence de tout signe d'acuité que l'eau de Vichy peut être indiquée dans le traitement du catarrhe de la vessie. Elle enlèvera aux urines leur acreté, et pourra même être employée en lavages. Dans les catarrhes peu intenses, la médication hydriatique interviendra fort utilement, et pourra prévenir la formation de dépôts phosphatiques. Mais, dans cette affection, il y a lieu de se défier des rétentions d'urine que peuvent provoquer l'usage abusif de l'eau minérale et l'emploi, notamment, de certaines sources. Une certaine susceptibilité de la vessie, surtout s'il existe une prostate volumineuse, ou quelque angustie uréthrale, doit engager à s'abstenir, sous peine d'avoir des mécomptes. L'existence d'une pierre dans la vessie est une contre-indication formelle.

AFFECTIONS UTÉRINES

L'eau de Vichy exerce, sur l'utérus et ses annexes, une action excitante dont on peut tirer parti pour le traitement de certaines affections de ces organes. Le nombre de ces affections est assez restreint du reste. En effet, la susceptibilité que possède l'appareil utérin d'être impressionné par le traitement hydriatique, doit en condamner l'emploi, lorsqu'il existe un état inflammatoire, même subaigu, qui s'accompagne d'éréthisme vasculaire ou nerveux. La cure convient presque exclusivement à ces engorgements non indurés qui représentent un état de congestion passive par inertie des fibres musculaires et par perte de tonicité des vaisseaux, pris les uns et les autres dans une sorte de gangue exsudative. Les tuméfactions du corps et du col, les corps fibreux dans quelques cas, quelques engorgements péri-utérins, obtiennent une amélioration manifeste. La leucorrhée retire de bons résultats de l'usage des bains, pendant lesquels on obtient une action topique au moyen du spéculum créé pour cet usage ; la sécrétion s'exagère d'abord, mais on la tarit plus facilement, après que cette excitation sécrétoire a dégorgé les vaisseaux.

CHLORO-ANÉMIE — ANÉMIE

Les activités fonctionnelles multiples que provoque l'eau de Vichy, l'action reconstituante qui
en est la résultante, enfin certaines propriétés
particulières de quelques sources désignent la cure
de Vichy pour le traitement de la chloro-anémie.
Les résultats que l'on obtiendra seront d'autant
plus marqués que les troubles qui ont fait naître,
entretiennent ou compliquent la chloro-anémie,
offriront à l'action thérapeutique une plus large
base d'application. Chacun des troubles justiciables de la médication représente, en pareil cas, un
coefficient de la maladie que fait disparaître l'intervention hydriatique. Les chloro-anémiques, qui ne
réclament actuellement que du fer et qui sont à
même de pouvoir le puiser et l'utiliser, trouve-
ront, dans d'autres stations, une minéralisation
plus riche que ne contre-indique pas l'état satis-
faisant des organes digestifs. La cure de Vichy convient plus particulièrement à la chloro-anémie qui

pose des indications multiples en rapport avec la complexité de l'action thérapeutique de la médication hydriatique.

Il en est de même des anémies. La cure de Vichy interviendra merveilleusement dans le traitement de toutes celles qui sont sous la dépendance d'une affection qui en est justiciable, de toutes celles ou la nutrition est tenue en échec par des conditions pathologiques, sur lesquelles le traitement hydro-minéral a toute prise. Si l'anémie, si même la cachexie paludéenne, obtient des résultats si remarquables à Vichy, c'est que l'eau de Vichy permet d'en attaquer les conditions pathogéniques, tout en s'adressant efficacement aux altérations consécutives. Mais l'anémie de la tuberculose, l'anémie qui caractérise les processus de dégénérescences, l'anémie même qui est sous la dépendance d'hémorrhagies rebelles, n'ont rien à attendre d'une médication qui ne peut rien sur les conditions pathogéniques.

CONTRE-INDICATIONS

DE LA CURE DE VICHY

En ce qui concerne l'opportunité de la cure de Vichy, il existe :

1° Des contre-indications formelles par nature ;

2° Des contre-indications d'une intervention actuelle ;

3° Des contre-indications d'intensité de la cure.

1° Les contre-indications formelles par nature sont :

Les dégénérescences organiques en général ;

Les altérations de l'aorte ; Celles des vaisseaux en général (artério-sclérose) ;

Les lésions cérébrales (tumeurs, ramollissement);

La tendance aux congestions vers la tête, lorsque l'état des vaisseaux est suspect ;

Les affections médullaires en général ;

L'anasarque, et le plus généralement l'ascite ;

Les affections cardiaques mal compensées ;

La phtisie pulmonaire à une période avancée ;

Les scléroses viscérales dont le processus est avancé ;

L'existence d'une pierre dans la vessie.

2° Les contre-indications d'une intervention actuelle sont :

L'état inflammatoire d'un organe important et l'état fébrile en général ;

Les hémorrhagies en général ;

Un état d'acuité dont l'état pathologique ou les accidents de l'affection qui, en principe, réclame les bienfaits de la cure : (Néphrite aiguë ou sub-aiguë. Colique néphrétique actuelle. Cystite. Catarrhe de la vessie avec existence d'une pierre, ou avec complication prostatique ou uréthrale. Accès de goutte. Colique hépatique actuelle).

3° Les contre-indications d'intensité de la cure sont :

L'âge, la grossesse, l'allaitement, des troubles circulatoires quoique peu prononcés, l'existence de quelque point suspect dans la poitrine, du vertige stomacal, une susceptibilité maladive du rein et de la vessie, la diarrhée, etc., etc. Ce ne sont pas là des contre-indications d'une intervention actuelle, mais des contre-indications d'un traitement trop actif. Tout incident, du reste, qui peut survenir pendant la cure, peut représenter, et représente communément, du moins pour une certaine période, une contre-indication d'activité.

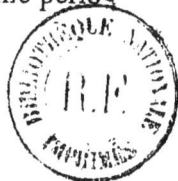

141